PUBLICATION DE LA SOCIÉTÉ FRANÇAISE D'HYGIÈNE

NOUVEAU PROCÉDÉ

DE

DÉSINFECTION

A. SABOURDY, Pharmacien-Chimiste

APPAREILS DE DÉSINFECTION

DE

M. A. SABOURDY, Pharmacien-Chimiste

MM. WEYER et RICHEMOND, Ingénieurs

M. F. JULIEN, Architecte

Communication faite à la Société dans la Séance du 10 Décembre 1880

PARIS

CHEZ A. DELAHAYE ET E. LECROSNIER, LIBRAIRES-ÉDITEURS

PLACE DE L'ÉCOLE-DE-MÉDECINE

1881

Extrait du *Journal d'Hygiène et de Climatologie*
du D^r DE PIETRA SANTA (N° 225, du 13 Janvier 1881).

NOUVEAU
PROCÉDÉ DE DÉSINFECTION

SYSTÈME SABOURDY

Pharmacien de 1re Classe

APPAREILS DE DÉSINFECTION

PAR

**MM. SABOURDY, pharmacien, WEYER & RICHEMOND, ingénieurs,
JULIEN, architecte.**

Messieurs, le travail que je vous ai annoncé à notre dernière réunion, et que je vais avoir l'honneur de vous communiquer, a pour but d'assainir les lieux et les objets infectés par les maladies contagieuses. — Si l'on songe aux ravages que fait la morve, par exemple, dans les écuries de notre cavalerie, au tributbien plus douloureux encore que la contagion prélève sur le personnel de nos hôpitaux, on se rendra aisément compte de l'importance du but que nous nous sommes proposé d'atteindre.

Ce n'est pas devant vous, messieurs, que j'ai à insister sur l'étendue du résultat à obtenir, il me suffit de l'avoir indiqué d'un mot, et je passe à l'exposé de mon procédé.

Ce procédé est fondé sur des principes scientifiques dont la démonstration a été faite sans conteste par des savants illustres et en particulier par MM. Pasteur, Paul Bert, Colin... etc. Depuis leurs travaux, il est généralement admis que la transmission des maladies contagieuses s'opère par des *virus ou des miasmes*, dont le principe actif est un organisme appelé *microphyte*, dont les germes sont disséminés en plus ou moins grande quantité à la surface du sol et jusque dans l'atmosphère.

Partant de ce principe que la meilleure prophylaxie des maladies contagieuses consisterait à empêcher la pénétration de ces microphytes dans l'organisme qui leur convient le mieux, on a dû chercher à les détruire là où ils existent en plus grand nombre.

C'est principalement au voisinage des malades dans les hôpitaux, les infirmeries, les écuries... etc., que ces germes ont dû être accumulés par les déjections, les excrétions, les exhalations pulmonaires et cutanées des malades.

Ces circonstances expliquent l'importance et la multiplicité des travaux publiés dans ces derniers temps sur les meilleures méthodes de désinfection.

Puisque ce sont ces microphytes qui sont cause de toutes les maladies contagieuses, j'ai cherché les moyens de les détruire, par conséquent le moyen d'éviter les maladies contagieuses.

Trois moyens détruisent les microphytes : 1° une haute pression; 2° une température élevée; 3° des agents chimiques.

Effectivement M. Paul Bert démontre qu'ils ne peuvent supporter une pression de 10 atmosphères.

Suivant M. Pasteur, une température de 50° à 110° les détruit. (Cette marge de 60° est énorme, mais elle s'explique par le fait que les virus renferment non seulement des microphytes, mais encore leurs germes, et si les premiers sont détruits à une température de 50°, les seconds ne le sont qu'à une température de 110°; seulement on sait, qu'en soumettant ces germes à l'action de la vapeur d'eau, ils se développent et se transforment en microphytes adultes, et cela dans l'espace de 24 h.) Il suit de là, que si l'on veut anéantir complètement les virus, il faut les soumettre à plusieurs reprises et à intervalles de 24 heures, à une température supérieure à 110°.

Les antiseptiques ou composés chimiques qui peuvent détruire les microphytes, sont en première ligne : les alcools, les phénols, les sulfates de fer, de quinine..... les chlorures de chaux, de zinc.

C'est à l'association de ces deux moyens : la CHALEUR

et les ANTISEPTIQUES, que j'ai eu recours pour la construction de mes appareils de désinfection.

Comme *moyen calorique*, j'ai choisi la vapeur d'eau surchauffée de préférence à l'air chaud, parce que son action n'altère pas les matières animales, comme le fait l'air chaud, c'est là un fait démontré par la science et que j'ai pu vérifier, par différentes expériences, la suivante entre autres :

« Deux petites étuves, à une même température de 130°, contiennent l'une de l'air chaud, l'autre de la vapeur d'eau. On y introduit des morceaux de cuir provenant d'une même selle de cheval, et on les laisse pendant cinq minutes en contact avec ces milieux différents, mais également chauds ; les corps sont retirés et plongés un instant dans l'huile de foie de morue et suspendus à l'air pendant plusieurs jours. Au bout de ce temps l'échantillon de ce cuir traité par l'air chaud est resté dur et cassant, tandis que celui qui a subi l'action de la vapeur d'eau a repris sa souplesse primitive. »

Des expériences semblables ont été faites avec d'autres tissus organiques, tels que le crin, la soie, le chanvre, le coton, et tous ces faits comparatifs sont concluants pour prouver l'action altérante de l'air sec et l'action inoffensive, à même température de la vapeur d'eau. Au reste, mon éminent maître M. le professeur Riche, consulté par moi, dans son laboratoire du ministère des Travaux publics, sur cette question, n'a pas hésité un instant à exprimer un avis conforme à mes idées. Les seules objections que l'on pourrait faire sur la condensation de la vapeur, ont été prévues par mes collaborateurs, ingénieurs et architectes, MM. Weyer, Richemond et Julien.

Pour *le choix des antiseptiques*, il est réglé sur le genre de la maladie que l'on a à combattre.

Après avoir justifié ma préférence pour la vapeur d'eau surchauffée, il me reste à vous donner une idée du *dispositif instrumental* de mon procédé, qui se compose de deux parties :

1° D'une *machine spéciale à vapeur* ;

2° D'une *étuve*.

La *machine à vapeur* sert à désinfecter les chambres, les dortoirs, les écuries...., en un mot, les surfaces.

L'*étuve* est employée à désinfecter les vêtements, les objets de literie, les tentures, etc....

La machine se compose d'un générateur à vapeur de la force de cinq chevaux, timbrée à 9 kil. et munie de tous ses accessoires. Il est surmonté d'une boîte spéciale que je nomme *boîte à antiseptiques*. Ce générateur construit par MM. Weyer et Richemond, ingénieurs, est monté sur un chariot spécial à 2 roues, ce qui permet de le transporter là où l'on veut.

La vapeur au sortir de la chaudière traverse la boîte à antiseptiques, s'y charge du produit qu'elle renferme (une disposition spéciale de cette boîte permet à la vapeur de se charger plus ou moins de ce produit), et peut être conduite là où l'on veut au moyen d'un tube en caoutchouc spécial terminé par une lance en cuivre avec manche en bois. Cette lance est elle-même terminée par un bec que l'on change à volonté; il est plat, rond ou ovale, suivant les surfaces que l'on veut traiter par la vapeur.

Au sortir de la machine, la vapeur atteint facilement, à une pression de cinq à six atmosphères, une température de 140°, et comme l'extrémité de la lance touche directement la surface à désinfecter, la détente est très peu forte, la vapeur garde, à peu de chose près, la même température, soit 130 à 135°; de la sorte, les microphytes qui y sont déposés sont entièrement détruits.

Cette machine est, comme vous le voyez, d'une très grande simplicité. Deux hommes suffisent à la manœuvrer; elle est, en outre, très économique, car elle ne brûle pas 100 kilos de charbon de terre par jour.

Non seulement cet appareil est un désinfecteur parfait, mais il peut aussi rendre de très grands services comme moyen de nettoyage; sous l'influence de la vapeur d'eau sortant de la lance avec une pression de cinq à six atmosphères et à une température de 140°, les matières animales graisseuses et albumineuses sont fondues et coagulées, détachées et projetées au loin; la peinture des boiseries et des murs ne subit aucune altération et on la voit reparaître bientôt avec un nouvel éclat; par contre, le blanchissage à la chaux ou à la colle est détruit, parce que la couche de chaux ou de céruse se soulève, se morcelle en éclats et se détache: ceci prouve l'efficacité du procédé, puisque rien ne reste caché sur et sous cette couche spongieuse.

Un exemple pour indiquer la manière de procéder à la désinfection ; je suppose une *chambre infectée*.

Cette chambre est préalablement débarrassée de la literie, des tentures et tapis, que l'on transporte à l'étuve comme mon collaborateur va vous l'expliquer.

La machine est conduite le plus près possible de la maison, dans la rue ou dans la cour, le tube en caoutchouc est monté dans la pièce, soit par l'escalier, soit par une fenêtre. Avec la lance, on promène le jet de vapeur par un mouvement régulier et continu de bas en haut sur toutes les surfaces, murs, parquets, plafonds, etc. Avec une pareille machine, on *flambe* (passez-moi l'expression) très facilement 2^{mq} à la minute. Si les murs sont recouverts de papiers, ils sont soulevés et détachés ; s'ils sont peints à la colle, la légère couche de blanc sera projetée au delà ; dans les deux cas, il faudra renouveler l'enduit ; mais si les murs sont peints, ils seront tout à la fois désinfectés et nettoyés par la même opération.

Ainsi, admettons que cette chambre mesure 6 mètres de long sur 4 de large et 4 mètres de hauteur, cela fait une superficie de 128^{mq} ; or, comme on désinfecte 2 mètres à la minute, il faudrait, comme vous voyez, 64 minutes ou 1 heure 4 minutes, en chiffres ronds 1 heure 1/4, en admettant que les ouvriers se reposent 11 minutes à l'heure.

Pour exposer le fonctionnement de la seconde partie du dispositif qui est l'*étuve*, permettez-moi de céder la parole à mon ami et collaborateur M. Julien, qui vous l'expliquera mieux que moi, pour la question d'architecture, car c'est sa contribution à ce travail d'ensemble.

———

En étudiant les dispositions favorables à l'emploi du Générateur de M. Sabourdy, j'ai été amené à penser que le type connu d'une étuve de grandes dimensions, construite en maçonnerie, ne répondait pas à ce que l'on doit attendre d'un appareil destiné à fonctionner sous pression, en offrant des garanties spéciales de sécurité et de salubrité pour les ouvriers appelés à le mettre en œuvre.

Je crois qu'il faut chercher la solution du problème dans la division des matières infectées en quantités relativement peu considérables, ce qui permet de donner à l'étuve des dimensions restreintes, en telle sorte que, les besoins se multipliant, on ait recours non pas à une étuve plus ou moins grande, mais à des appareils d'un type moyen, installés en plus ou moins grand nombre les uns à côté des autres. Je me suis donné pour programme la nécessité de satisfaire d'une manière générale aux trois conditions suivantes :

1° Disposer les étuves de façon à permettre l'emploi de la vapeur surchauffée;

2° Les placer dans le cadre des constructions nécessaires à leur bon fonctionnement, en séparant d'*une manière absolue* le service d'arrivée des matières infectées, du service de départ des matières désinfectées ;

3° Indiquer les précautions spéciales relatives à l'assainissement du service d'arrivée.

Voici la description sommaire des dispositions que j'ai cru devoir adopter.

1° *Étuves.*

Je réduis l'étuve à la capacité de 3 ou 4 mètres cubes : elle se compose essentiellement d'un cylindre à double paroi en matière résistante, enveloppé d'un corps isolant, et fermé à ses deux extrémités par des trappes mobiles.

Entre les deux parois circule un courant d'eau chaude ou de vapeur, qui maintient normalement l'appareil à une température suffisamment élevée, pour éviter la condensation rapide de la vapeur surchauffée au moment où celle-ci est introduite dans le cylindre intérieur.

Une carcasse métallique munie de grilles, mobile, et glissant sur des rails, remplit le cylindre intérieur, d'où elle peut sortir complètement, tantôt par une extrémité tantôt par l'autre.

Ainsi (voir le plan) au début de l'opération, elle occupe la position A, en dehors de l'étuve; on la charge de matières infectées, puis on l'enfourne : elle est soumise, dans le corps du cylindre, pendant un temps convenable, à l'action de la vapeur surchauffée; enfin elle vient de nouveau hors de l'étuve en B, où elle est déchargée des matières qu'elle porte.

L'ouverture et la fermeture des trappes, le mouvement de va-et-vient des grilles, l'introduction et la sortie de la vapeur surchauffée, etc., seraient exécutés mécaniquement. Notre plan montre six étuves posées horizontalement, les unes à côté des autres, et alimentées par deux générateurs, qui ne fonctionneraient pas en même temps, l'un étant destiné à remplacer l'autre en cas de réparations.

La réduction et l'augmentation du nombre des étuves répondent à la nécessité de pourvoir au service, soit d'un hôpital, soit d'une ville de médiocre ou de grande importance.

On voit en outre que dans le cas, indiqué par M. Pasteur, où une *première chaude* ne suffirait pas à la destruction des microbes, lorsque certains germes résistants tendraient au contraire à devenir adultes, au contact de la vapeur d'eau, les matières infectées pourraient être laissées dans l'appareil, y subir deux fois, à intervalles réglés, le contact de la vapeur surchauffée, sans que le service de l'établissement fût interrompu, à condition que le nombre des étuves eût été fixé en tenant compte du fait.

2° *Emplacement et bâtiments annexes: séparation
des services d'arrivée et de départ.*

Lorsque nulle circonstance spéciale n'imposera un terrain de forme déterminée, on sera conduit naturellement à choisir un emplacement ayant accès sur deux rues parallèles, afin que les entrées des deux services soient bien distinctes.

Au milieu du terrain il est facile d'élever un mur (MM') montant à la hauteur des constructions voisines les plus élevées.

Contre ce mur s'adosse un corps de bâtiment, ou *chambre à enfourner*, qui n'est en communication avec le côté du départ qu'au moyen des ouvertures circulaires (a, b, c, d, e, f, etc.), où viennent s'encastrer les extrémités des cylindres-étuves.

Autour de la cour d'arrivée sont disposés des écuries,

des remises, un bâtiment de service administratif, avec poste, pompe à incendie, water-closets, urinoirs, etc.

Des bâtiments de même nature, destinés aux mêmes usages, existent du côté du départ.

3° *Dispositions spéciales du service d'arrivée.*

Ces dispositions s'appliquent :

1° Au service des voitures ;

2° Au service d'entrée des matières infectées dans la chambre à enfourner ;

3° Au service de main-d'œuvre exécuté dans cette chambre par des ouvriers spéciaux.

1° Les voitures affectées au transport des matières infectées seraient complètement closes. Après leur déchargement, elles se placeraient au centre de la cour, à portée d'une lance en communication avec le générateur, pour être immédiatement désinfectées par la vapeur;

2° La partie du mur MM', correspondant à la chambre à enfourner, serait percée d'ouvertures ou *Récepteurs* (RR) fermées par des trappes mobiles, en forme de soufflet, et disposées de telle sorte qu'un ouvrier pourrait y pousser directement, à la pelle, les matières contenues dans les voitures. Ces matières viendraient, dans la chambre, s'accumuler sur une table de réception, où on les prendrait à la main pour les poser sur les grilles des étuves ;

3° *La chambre à enfourner* n'aurait d'autre ouverture d'entrée que la porte P.

L'air extérieur, pris le plus loin possible de la cour d'arrivée, y serait amené à la partie supérieure des murs.

Le sol serait construit en forme de cuvette étanche, et, à 25 ou 30 centimètres de hauteur, existerait un grillage sur lequel marcheraient les ouvriers. A la base des murs, entre le grillage et le sol, des ouvertures d'appel seraient en communication avec le foyer des machines, afin de produire une ventilation régulière de haut en bas.

Les ouvriers employés au chargement des étuves ne pénétreraient dans la chambre à enfourner qu'après avoir traversé un premier vestiaire (V) dans lequel ils se dépouilleraient complètement de leurs vêtements ordinaires, puis un second vestiaire V', où ils prendraient des vêtements de travail spéciaux.

Dans la courette située entre le vestiaire V' et la porte P, ils trouveraient des urinoirs et un siège d'aisances, etc.

Le vestiaire V' serait construit comme une étuve en maçonnerie ; après le travail, les vêtements spéciaux s'y trouvant réunis, on le fermerait complètement, et, pendant la nuit, on élèverait sa température à la hauteur nécessaire pour opérer sa désinfection.

Enfin, les eaux de lavages ou autres, de tous les bâtiments dépendants du service d'arrivée, seraient recueillies dans une fosse étanche, puis ensuite surchauffées ou désinfectées à l'aide d'antiseptiques avant d'être envoyées à l'égout public.

Comme je me suis proposé de donner simplement une idée générale des dispositions que je crois convenables à l'installation d'une usine de désinfection, je n'entre pas ici dans le détail descriptif des machines, non plus que je ne traite la *question d'argent*, dont l'importance n'est pas pour m'échapper.

Je dirai seulement que si toute dépense de luxe décoratif devrait être rigoureusement interdite au constructeur, il ne faudrait songer à aucune économie dans tout ce qui pourrait être utile au bon fonctionnement des appareils et à la salubrité des bâtiments.

Paris. — Imp. française et anglaise de Charles Schlaeber, rue Saint-Honoré, 257.

APPAREIL A DÉSINFECTION
de **A. SABOURDY**

CONSTRUIT PAR MM. WEYER ET RICHEMOND, INGÉNIEURS, JULIEN, ARCHITECTE

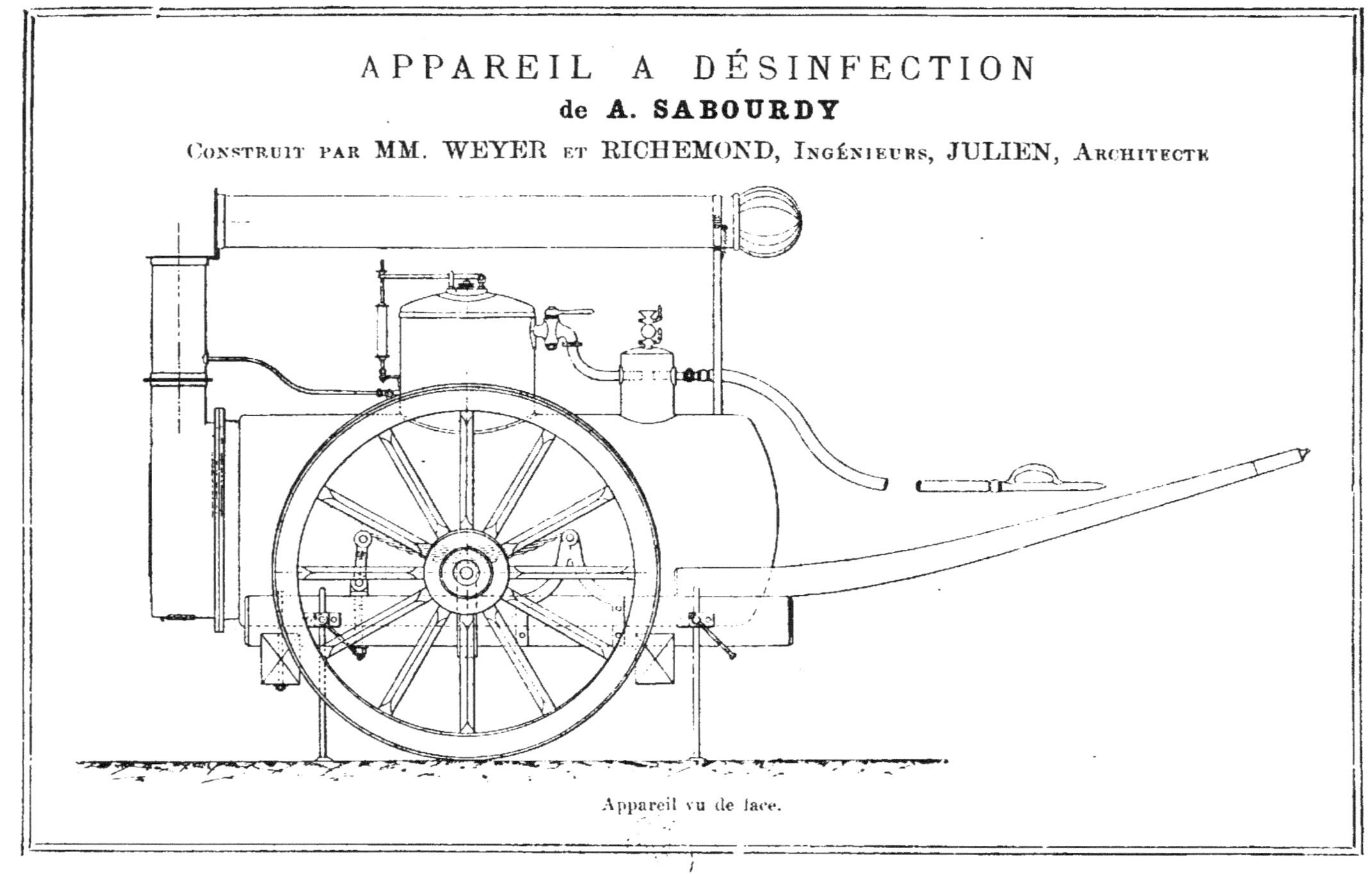

Appareil vu de face.

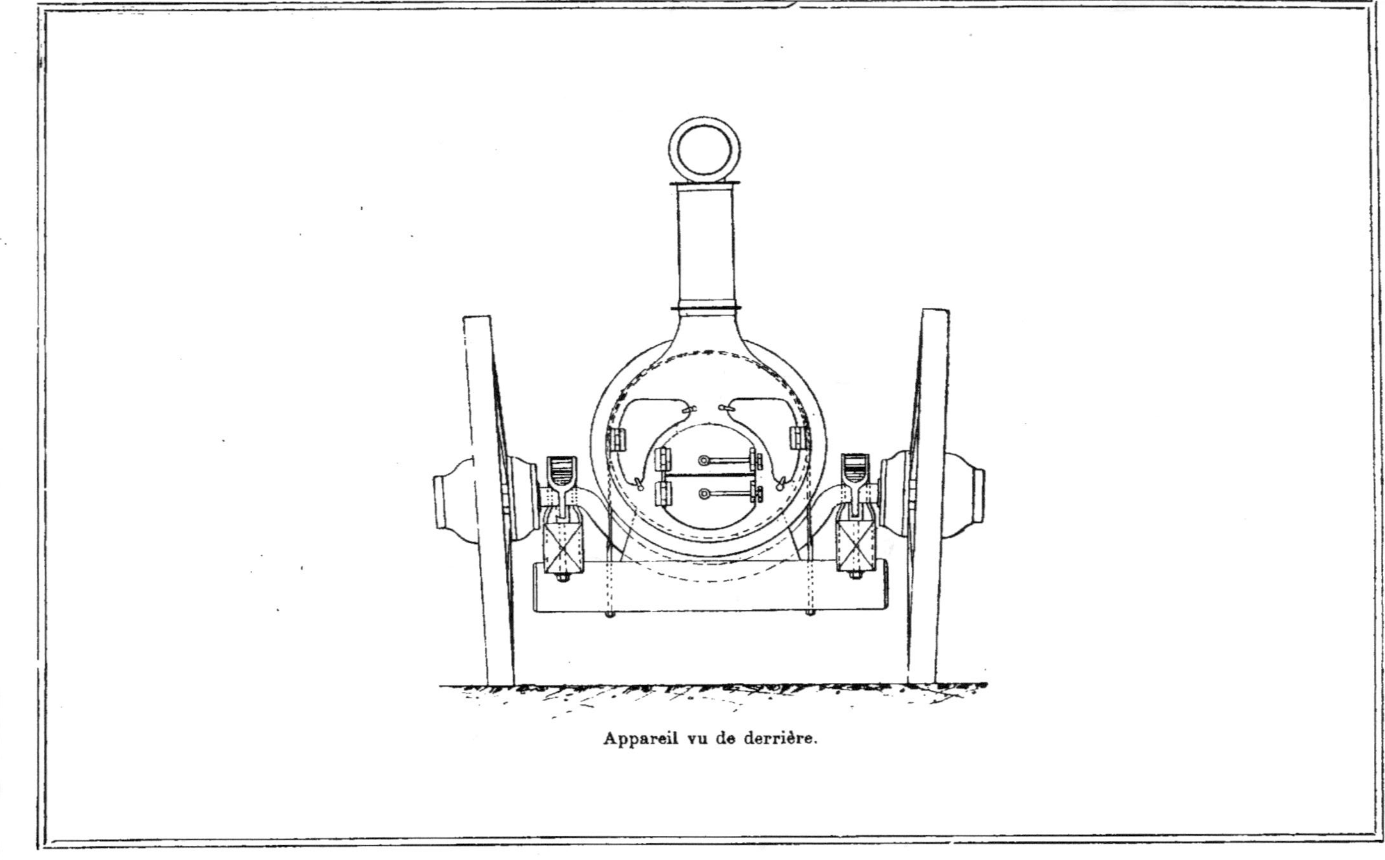

Appareil vu de derrière.

ÉTUDE ET DISPOSITION GÉNÉRALE

D'UN

ÉTABLISSEMENT PUBLIC DE DÉSINFECTION

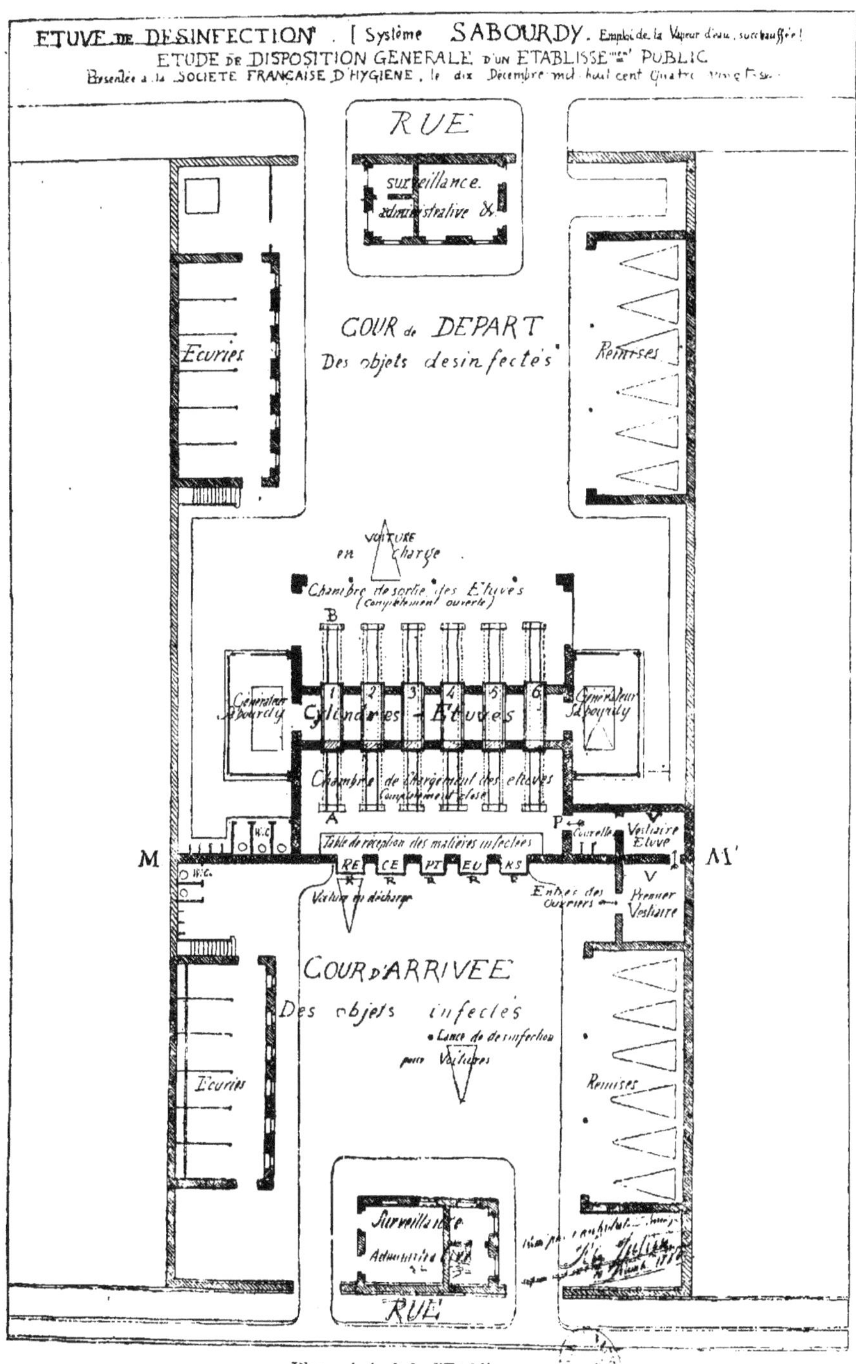

Plan général de l'Etablissement